BEI GRIN MACHT SICH IHR WISSEN BEZAHLT

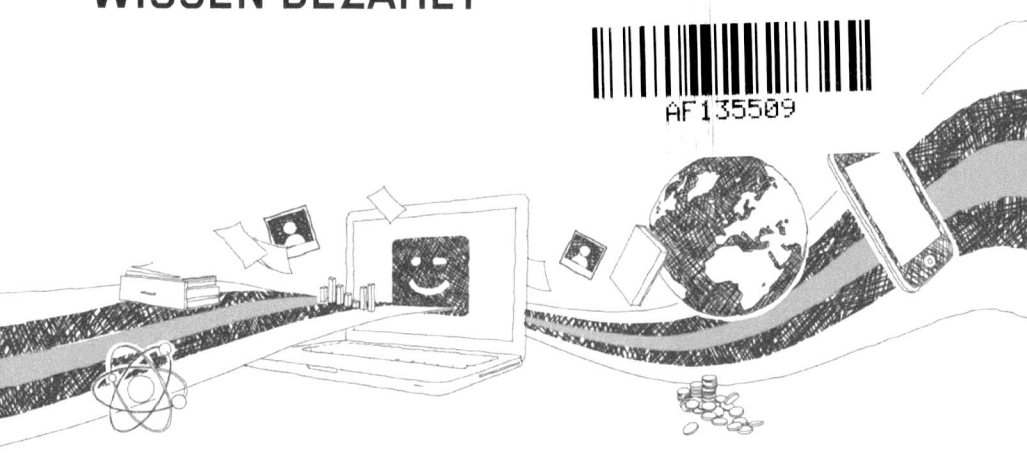

AF135509

- Wir veröffentlichen Ihre Hausarbeit, Bachelor- und Masterarbeit

- Ihr eigenes eBook und Buch - weltweit in allen wichtigen Shops

- Verdienen Sie an jedem Verkauf

Jetzt bei www.GRIN.com hochladen und kostenlos publizieren

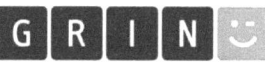

Bibliografische Information der Deutschen Nationalbibliothek:

Die Deutsche Bibliothek verzeichnet diese Publikation in der Deutschen National-
bibliografie; detaillierte bibliografische Daten sind im Internet über http://dnb.d-
nb.de/ abrufbar.

Impressum:

Copyright © 2009 GRIN Verlag
Druck und Bindung: Books on Demand GmbH, Norderstedt Germany
ISBN: 9783656927679

Dieses Buch bei GRIN:

https://www.grin.com/document/295116

Mirjam Hofmann

Die Infektionskrankheit Malaria. Geschichte, Verbreitung und Arten

GRIN Verlag

Die Infektionskrankheit Malaria.

Geschichte, Verbreitung und Arten

Von:

Mirjam Grabher

Inhaltsverzeichnis

1.Einleitung

250 Millionen Menschen erkranken jährlich an der Malaria, der Königin der Tropenkrankheiten. 1 Million Menschen versterben jedes Jahr. Diese Zahlen sind schon sehr beängstigend, wenn man bedenkt, wie wertvoll ja schon ein Menschenleben ist. Hauptsächlich erkranken Menschen in tropischen Gebieten an dieser heimtückischen Infektionskrankheit, doch auch Europäer und selbst Österreicher sind von ihr betroffen, wenn sie sich im Urlaub oder in Entwicklungsarbeit infizieren. Wegen den Erkrankungsfällen in Österreich ist es natürlich wichtig, dass sich auch österreichisches diplomiertes Pflegepersonal mit diesem Problem auseinandersetzt.

Die geschichtlichen Hintergründe der Malaria werden behandelt und es wird dargestellt wie die Menschen damals dieses Krankheitsbild behandelt und der Krankheit vorgebeugt haben.

Das Ziel dieser Arbeit ist es, ein umfassendes Bild über die Königin der Tropenkrankheiten aufzuzeigen. Sowohl diplomiertes Pflegepersonal als auch interessierte Menschen werden bereichert durch das Lesen dieser Fachbereichsarbeit. Besonders empfehlenswert ist diese Thematik auch für Menschen, die sich für Entwicklungsarbeit in tropischen Gebieten interessieren.

2. Methodik

Neben den Recherchen in der Vorarlberger Landesbibliothek in Bregenz und der Mediathek der Gesundheits- und Krankenpflegeschule in Feldkirch ergab die umfangreiche Internetsuche viele wertvolle wissenschaftliche Fachartikel zum Thema Malaria.

Es wurde sowohl in der deutschsprachigen als auch in der englischsprachigen Literatur mit den Schlagworten „Tropenmedizin", „Malaria", „malaria prophylaxis", „malaria chemoprophylaxis" und „malaria nets" gesucht.

Auf der frei zugänglichen Datenbank Medline von der National Library of Medicine fanden sich einige interessante Studien zu derzeit erforschten Malariamedikamenten, Impfstoffkandidaten und Strategien, um die Malariaverbreitung einzudämmen.

Die wichtigsten bereits vorhandenen Erkenntnisse zu diesem Thema wurden gesammelt und gesichtet. Um auf die Entwicklung dieser Thematik eingehen zu können, wurden Arbeiten von 1995 bis heute berücksichtigt.

Um aktuelle Zahlen zu Malariaerkrankungen in Österreich und Vorarlberg zu bekommen, wurde das Bundesministerium für Gesundheit, Familie und Jugend in Wien und die Sanitätsabteilung des Amtes der Vorarlberger Landesregierung angefragt.

3. Definition der Malaria

Malaria ist die wichtigste Tropenkrankheit in den Endemiegebieten der Tropen und die wichtigste importierte Tropenkrankheit in Europa (Diesfeld et al 2003: S 70).

Neben AIDS stellt sie das wichtigste Infektionsproblem des Menschen dar (Krüger/Sanchez 1995: S 67).

„Malaria ist eine Infektionskrankheit, die durch einzellige Organismen (Plasmodien) hervorgerufen wird. Sie werden über eine bestimmte Mückenart, die Anophelesmücke, übertragen. Es gibt vier unterschiedliche Malariaerreger: *Plasmodium falciparum*, *P. vivax*, *P. malariae*, und *P. ovale*. *P. falciparum* und *P. vivax* sind am häufigsten und *P. falciparum* ist am gefährlichsten" (Zimmermann 2007).

Der Begriff Malaria stammt aus dem Lateinischen („mala aria") und bedeutet so viel wie schlechte Luft. Lange Zeit hat man angenommen, dass die aus den Sümpfen emporsteigende Luft „schlecht" und deshalb für die Malaria verantwortlich sei (Krüger/Sanchez 1955: S 67).

Rugemalila et al (2006) beschreiben die Malaria aus einer Sichtweise, die uns die Ernsthaftigkeit dieser Erkrankung verdeutlicht:

„Malaria is an important social, economic, and developmental problem affecting individuals, families, communities, and countries."

Auf Deutsch heißt dieser sehr bedeutsame Satz: „Malaria ist ein wichtiges soziales, wirtschaftliches und entwicklungspolitisches Problem, das Einzelpersonen, Familien, Gemeinden und Länder betrifft."

4. Übertragung und Infektionszyklus

Die Plasmodien machen in ihren Wirten Mensch und Mücke einen hochkomplizierten Kreislauf durch, dessen Ergebnis die massenhafte Vermehrung der Erreger ist. In den verschiedenen Entwicklungsstufen verändern sie ihr Aussehen und ihre Empfindsamkeit gegen Medikamente (Döring 1998: S 46).

Der Zyklus der den Menschen befallenden Plasmodien verläuft als sexueller Zyklus in der Überträgermücke und als asexueller Zyklus im Menschen.

4.1. Zyklus in der Anophelesmücke (sexuelle Phase = Sporogonie)

Die Mücke ist parasitologisch als „Hauptwirt" zu betrachten, da sich in ihr die Vereinigung der Geschlechtsformen (Gametozyten) vollzieht, mit Produktion der den Menschen infizierenden Sporozoiten.

Durch den Saugakt am infizierten Menschen gelangt gametozytenhaltiges Blut in den Magen der Mücke. Im Mückenmagen findet die Befruchtung der weiblichen Gametozyten statt. Die dadurch entwickelten Zygoten bilden schlussendlich massenhaft Sporozoiten, die infektionstüchtigen Formen des Erregers. Diese gelangen in die Speicheldrüsen der Mücke und von dort mit dem Speichel beim Stich in das menschliche Blut. Dieser Zyklus in der Anophelesmücke dauert je nach Außentemperatur 8-16 Tage (Lang/Löscher 2000: S 12f).

4.2. Zyklus im Menschen (asexuelle Phase = Schizogonie)

Im Menschen werden zwei Phasen unterschieden, die Gewebs- und die Blutinfektion. Zunächst verschwinden innerhalb von ca. 30 Minuten die Sporozoiten aus dem peripheren Blut und dringen in die Parenchymzellen der Leber ein. Dort wachsen die Parasiten innerhalb einiger Tage zu Leberschizonten heran, die durch Teilung mehrere tausend Merozoiten bilden.

Die Merozoiten (Stadium der ungeschlechtlichen Vermehrung), die aus der Gewebeinfektion hervorgehen, gelangen in den Kreislauf und befallen Erythrozyten. Dieser Zustand wird Parasitämie genannt, weil die Parasiten jetzt im Blut vorhanden sind (Dornblüth 2004: S 1367). Dieser Vorgang dauert nicht länger als 30 Minuten. Die Merozoiten leben intraeryzytär und ernähren sich von Glucose und Hämoglobin (Krüger/Sanchez 1995: S 68).

In den Erythrozyten entwickeln sich die Merozoiten zu reifen Blutschizonten. Nach Ruptur der betroffenen Zelle befallen sie sofort freie Erythrozyten und der erythrozytäre Zyklus beginnt von Neuem (Diesfeld et al 2003: S 73).

Der Schizogoniezyklus verläuft außer bei der Malaria tropica synchron und führt daher zu den typischen periodischen Fieberattacken (Krüger/Sanchez 1995: S 68).

Einige Merozoiten entwickeln sich zu männlichen und weiblichen Geschlechtsformen (Gametozyten). Sie sind im menschlichen Körper nicht weiter entwicklungsfähig (Diesfeld et al 2003: S 72f).

Nimmt die Anophelesmücke bei einem erneuten Stich Gametozyten auf, kann sich in der Mücke die sexuelle Phase des Zyklus entwickeln und der Kreislauf ist damit geschlossen (Lang/Löscher 2000: S 12f).

Man geht davon aus, dass ein Mensch über den Weg der Stechmücke bis zu 70 Menschen anstecken kann (Rögelein 2001: S 842ff).

Bei *P. vivax* und *P. ovale* verbleiben einige Leberschizonten in der Ruhephase, die Monate bis Jahre andauern kann. Durch bislang unbekannte Faktoren wird die weitere Entwicklung angeregt, Merozoiten entstehen und es kommt zu „**Malariarezidiven**".

Bei *P. malariae* nimmt man an, dass die Rezidive von Blutschizonten ausgehen, die in sehr geringer Zahl im Blutkreislauf persistieren. Das Wiederaufflammen der Infektion wird „**Rekrudeszenz**" genannt (Diesfeld et al 2003: S 72f).

Eine Übertragung der Malaria ist auch durch Bluttransfusionen, Nadelstichen bei Drogensüchtigen oder durch Transplantationen möglich. Hunderte von Malariafällen treten pro Jahr durch Bluttransfusionen auf (Lang/Löscher 2000: S 14f).

Das ist ein Grund dafür, warum Malariainfizierte nie Blut spenden dürfen.

5. Verbreitung und Häufigkeit

5.1. Geografische Verbreitung

Trotz anfänglicher Erfolge von weltweiten Eradikationsprogrammen ist die Malaria derzeit in tropischen und subtropischen Gebieten ähnlich verbreitet wie zuvor.

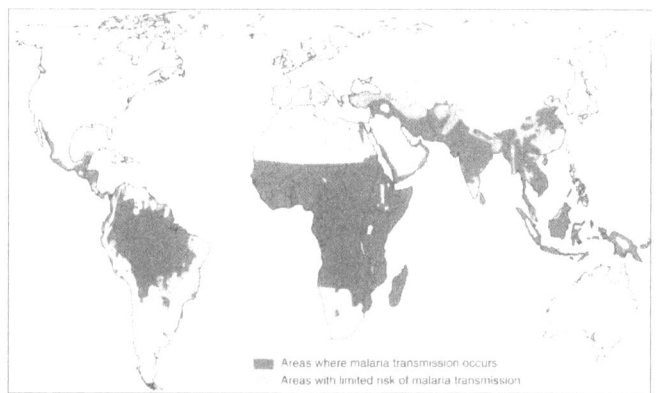

Auf dieser Abbildung (Eddleston et al 2006: S 13) sieht man die Gebiete, in denen ein hohes Malariarisiko besteht dunkelgrau und Gebiete mit geringem Risiko hellgrau. Lang und Löscher (2000: S 15ff) beschreiben die geografische Verbreitung folgendermaßen:

5.1.1. Afrika

Das Malariarisiko ist in Afrika am höchsten. Aus Afrika kommen auch die meisten importierten Malariafälle.

5.1.2. Asien

Bis 1970 war die Malaria in Asien weitgehend eliminiert. Seither kam es in Indien, Pakistan und Sri Lanka wieder zu einer weiten Verbreitung vorwiegend von *P. vivax*. *P. falciparum* - Infektionen kommen häufig vor in Thailand, Kambodscha, auf den Philippinen und in Malaysien.

5.1.3. Mittel- und Südamerika

Nur in relativ kleinen Gebieten wie Französisch Guyana, Surinam und Haiti dominieren Infektionen mit *P. falciparum*, sonst im allgemeinen *P. vivax*. Das Malariarisiko besteht vor allem auf dem Land, weniger in den Städten.

5.1.4. Ozeanien

P. falciparum kommt in hohem Prozentsatz in Papua-Neuguiniea und auf den Salomoninseln vor.

5.1.5. Europa, Nordamerika und Australien

Europa, Nordamerika und Australien gelten als malariafrei.

Doch das Beispiel einer 38jährigen Münchnerin, die am 15.03.2004 an einer Malaria verstorben ist (Tropen- und Reisemedizinische Beratung Freiburg 2004) zeigt, dass es Malariatodesfälle auch in Europa gibt. Im Februar verbrachte sie mit ihrem Lebensgefährten zwei Ferienwochen in Kenia und verzichtete dabei wie ein Drittel aller Menschen, die in Malariagebiete reisen, auf die empfohlene Malariaprophylaxe. Kurz nach der Rückkehr bekam sie hohes Fieber und klagte über Bauchschmerzen. Der Hausarzt erkannte die Malaria nicht und verschrieb Suppositorien gegen die Bauchschmerzen. Am Vormittag des 15. März lag Carola B. immer noch mit Bauchschmerzen im Bett, am Abend war sie tot.

Professor Dr. Hans-Dieter Nothdurft vom Tropeninstitut München warnt (Tropen- und Reisemedizinische Beratung Freiburg 2004):

„Der Krankheitsverlauf bei dieser Patientin ist nicht untypisch für Malaria - es kann lebenswichtig sein, sich folgende Faustregel zu merken: **Immer an Malaria denken, wenn man aus einem Land mit Malaria Risiko zurückkommt**".

5.2. Häufigkeit der Malaria

Eddleston et al (2006: S 10) schreiben, dass **2 Milliarden Menschen** in Endemiegebieten malariagefährdet sind. Schätzungsweise **250 Millionen Menschen** erkranken pro Jahr an der Malaria und **1 Million** versterben an ihr, hauptsächlich afrikanische Säuglinge und Kinder.

5.2.1.   Häufigkeit in Österreich:

Um die genauen Zahlen für Malariaerkrankungen in Österreich herauszufinden, schrieb ich das Bundesministerium mit der Organisationseinheit Infektionskrankheiten an und bat sie um ihre Daten. Ich wurde auf die jährlichen Infektionsausweise auf der Homepage des Bundesministeriums (BMGFJ 2008) hingewiesen und dort fand ich folgende Informationen:

1999 gab es in Österreich noch 93 Erkrankungsfälle an Malaria mit 3 Todesfällen. 2000 sind die Malariaerkrankungen bereits auf 62 gesunken, ohne Todesfall. 2003 gab es noch einmal 3 Todesfälle und 2004 einen Malariatodesfall. Seit 2004 sind keine Todesfälle mehr verzeichnet und die Erkrankungszahlen sinken. Im Jahr 2007 gab es in Österreich bereits nur noch 29 Erkrankungen an Malaria.

5.2.2.   Häufigkeit in Vorarlberg

Die Sanitätsabteilung der Vorarlberger Landesregierung (Amt der Vorarlberger Landesregierung 2008) gibt folgende gemeldete Malariafälle an:
Im Jahr 2003 gab es in Vorarlberg einen Malariafall, der gleichzeitig ein Todesfall war. 2004 und 2005 gab es wieder jeweils eine Malariaerkrankung. Im Jahr 2006 erkrankten drei Vorarlberger und Vorarlbergerinnen an Malaria und im Jahr 2007 blieb Vorarlberg frei von Malariaerkrankungen.

6. Formen der Malaria und ihre Klinik

Es gibt drei verschiedene Malariaformen. Diese unterscheiden sich zum einen durch die Parasitenart, zum anderen durch die Menge der Parasiten im Blut. Man unterscheidet die milden Formen der „Malaria tertiana" und „Malaria quartana" von der lebensgefährlichen Form der „Malaria tropica".

6.1. Malaria tropica

Der Erreger der Malaria tropica ist das *Plasmodium falciparum*. Die Inkubationszeit beträgt 7-15 Tage. Die Malaria tropica ist die schwerste Malariaform mit potenziell tödlichem Verlauf. Die Fieberverläufe sind meist sehr unperiodisch, da die Schizogonie nicht so synchron verläuft wie bei den anderen Malariaformen (Diesfeld et al 2003: S 71).

Viele Fehldiagnosen entstanden schon, weil die typischen Malariaanfälle fehlen. Von Anfang an kann täglich **Fieber (>38,5°C)** auftreten. Die ersten Fieberschübe können mild sein, mit leichtem Frösteln und wenig Schweißneigung, wie bei einem banalen Virusinfekt. Die Infektion schaukelt sich aber im Allgemeinen schnell auf und bereits der zweite oder dritte Fieberanstieg kann zum dramatischen Krankheitsbild führen. **Bewusstseinsstörungen** bis zum Koma können bei der M. tropica in jedem Stadium plötzlich und ohne Vorwarnung auftreten. Diese sind charakteristisch für das Vorliegen einer zerebralen Malaria, der schlimmsten Komplikation der M. tropica. Bei manchen Patienten zeigt sich durch die Zytokinwirkung und anaerobe Glykolyse der Parasiten schon früh eine **Hypoglykämie**, besonders bei Schwangeren.

Ein solcher Fieberschub kostet bis zu 5000 kcal. Dies und die Tatsache, dass die von Malariaerregern befallenen (parasitierten) Erythrozyten etwa 100mal soviel Glucose verbrauchen wie normale Zellen, kann zur lebensbedrohenden Erschöpfung der Energiereserven des Patienten führen (Becker-Brandenburg/Schirmer 1999).

Durch die Zerstörung der Erythrozyten am Ende der Blutschizogonie und die unbegrenzte Parasitämie bei der M. tropica gehört das Auftreten einer **Anämie** zu den Kriterien der schweren Infektion mit *P. falciparum*. Entgegen der anderen drei Plasmodienarten kann das *P. falciparum* nämlich grundsätzlich alle Erythrozyten befallen. Ein über 10%iger Befall der Erythrozyten führt unbehandelt fast immer zum Tod. Es kann auch zu einer sogenannten **Malariahämoglobinurie** kommen, wo sich der Urin durch den hohen Gehalt an Hämoglobin dunkel verfärbt. Man nennt diese Komplikation deshalb auch Schwarzwasserfieber. Typisch für die M. tropica ist auch die **Splenomegalie** (Horstmann 2008). Die Milz muss durch die vielen parasitären Erythrozyten große Entgiftungs- und Stoffwechselleistungen vollbringen. Deshalb kommt es zu dieser starken Vergrößerung der Milz. Bei **chronischer Malaria** – sie beruht auf ständigen Neuinfektionen – bleibt die Milz vergrößert (Becker-Brandenburg/Schirmer 1999).

Durch die Hämolyse kann es zu einem **Ikterus** kommen. **Gastroenterologische Störungen** wie Übelkeit, Erbrechen und Diarrhö treten bei der Malaria oft auf und sind differentialdiagnostisch sehr wichtig. In bis zu 10% der Fälle kommt es sogar zu **respiratorischen Symptomen** bis zur Schocklunge. Klinisch stellt die **akute Niereninsuffizienz** eine wichtige und keineswegs seltene Komplikation der Malaria dar (Lang/Löscher 2000: S 19ff).

Der Befall des Gehirns mit massenhafter Vermehrung von Plasmodien in den Kapillaren des Gehirns ist eine Besonderheit der M. tropica und führt zur **zerebralen Malaria**. Diese Komplikation bildet die Grundlage der Gefährlichkeit der M. tropica. Es kann zu Verwirrtheit, Sprach- und Verhaltensstörungen, Bewusstlosigkeit, Krämpfen und Kreislaufkollaps kommen. In diesem Stadium kann die Behandlung schon zu spät kommen. Unbehandelt endet die zerebrale Malaria in der Mehrzahl der Fälle innerhalb weniger Tage tödlich (Döring 1998: S 47).

Die WHO Kriterien für schwere Malaria sind (Eddleston et al 2006: S 17):

Eins oder mehr von:

- Zerebrale Malaria
- Atemnot (Respiratory Distress)
- Schwere normozytäre Anämie
- Niereninsuffizienz
- Hyperparasitämie
- Lungenödem
- Hypoglykämie
- Kreislaufschock
- Spontanblutungen/DIC (disseminated intravasal coagulation = disseminierte intravasale Gerinnung)
- Wiederholte generalisierte Anfälle
- Azidose

- Malariahämoglobinurie

Als weitere Hinweise gelten:

- Bewusstseinsstörung ohne Koma
- Erschöpfung
- Ikterus
- Hyperpyrexie (= hohes Fieber > 41°C)

In der Regel gibt es nach erfolgreicher Abheilung der M. tropica keine Rezidive (Diesfeld et al 2003: S 71).

6.2. Malaria tertiana

Die Malaria tertiana oder auch Tertiana wird ausgelöst durch *Plasmodium vivax* und *P. ovale*. Diese „benigne Malaria" hat eine Inkubationszeit von 12-18 Tagen, die Infektion kann aber auch erst Monate später auftreten, wenn sie durch Chemoprophylaxe niedergehalten wurde (Lang/Löscher 2000: S 23).

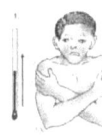
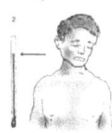
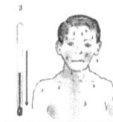

Der typische Malaria-Anfall beginnt plötzlich mit Kältegefühl und Zittern (Zähneklappern), das sich bis zum heftigen Schüttelfrost steigern kann. Der Kranke wickelt sich in seine Decken, ohne sich erwärmen zu können. Das Frösteln dauert ein bis zwei Stunden an und ist von schnellem Fieberanstieg bis auf 41-42°C begleitet. Die **Fieberphase** hält einige Stunden an. Der Kranke fühlt sich heiß und trocken an und entledigt sich der Decken. **Schwere Kopf- und Gliederschmerzen** sind charakteristisch, auch **Benommenheit, Delirium** und **Krämpfe** kommen vor. Dann fällt das Fieber ab und der Kranke schwitzt wie aus dem Wasser gezogen. Er fühlt sich erschöpft aber erleichtert (Döring 1998: S 47).

Abbildung (Werner 2001: S 140)

Bei der Malaria tertiana stellt sich nach wenigen Tagen der typische Dreitagezyklus ein, das heißt zwischen zwei Fiebertagen ist jeweils ein fieberfreier Tag. Deshalb wird dieses klassische Wechselfieber auch „Drei-Tage-Fieber" genannt. Die Fieberattacken setzen meistens in den Nachmittagsstunden ein und dauern durchschnittlich 8 Stunden.

Die Besonderheit an der M. tertiana ist, dass die Parasiten in der Leber persistierende Formen (Leberhypnozoiten) bilden, die nach Monaten oder auch Jahren wieder aktiv werden können und zu einem erneuten Ausbruch der Krankheit führen (Lang/Löscher 2000: S 23).

Laut Diesfeld et al (2003: S 71) können diese Rezidive bei *P. vivax* bis 2 Jahre und bei *P. ovale* bis 5 Jahre nach der Infektion auftreten.

6.3. Malaria quartana

Der Erreger der Malaria quartana ist das *Plasmodium malariae*. Diese Malariaform hat eine Inkubationszeit von 18-40 Tagen, sie ist also deutlich länger als bei den anderen Malariaformen.

Der Fieberverlauf und die Nebenerscheinungen entsprechen im Wesentlichen der der M. tertiana. Meist kommt es schon im Verlauf der ersten Woche zum typischen 72-Stunden-Rhythmus, das heisst zwischen je zwei Fieberanfällen liegen zwei aufeinanderfolgende fieberfreie Tage (Lang/Löscher 2000: S 23).

Die M. quartana wird daher auch als 4-Tage-Fieber oder Quartana bezeichnet (Döring 1998: S 47).

Ernstere Verläufe sind selten, es sei denn die Niere ist mitbetroffen durch andauernde Parasitämie (Lang/Löscher 2000: S 23).

Bei *P. malariae* nimmt man an, dass die Rezidive von Blutschizonten ausgehen, die in sehr geringer Zahl im Blutkreislauf persistieren. Das Wiederaufflammen der Infektion wird deshalb Rekrudeszenz (Wiederverschlimmerung) genannt. Diese Rückfälle sind bis 50 Jahre nach der Infektion möglich (Diesfeld et al 2003: S 71ff).

Laut Dornblüth (2004: S 1104) ist die M. quartana die heute seltenste Malariaform.

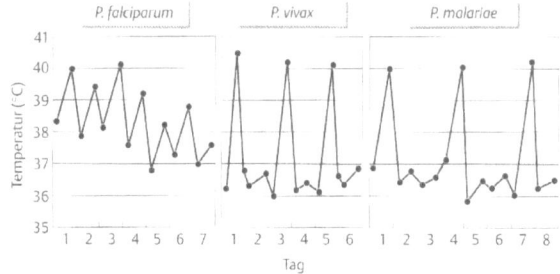

Auf dieser Abbildung (Lang/Löscher 2000: S 20) sind die drei Malariaformen mit ihren typischen Fieberschüben ersichtlich.

6.4. Malaria bei besonderen Risikopatienten

Die Malaria ist besonders gefährlich bei Schwangeren und Kindern, deshalb wird die Malaria bei diesen Risikopatienten hier extra noch einmal behandelt.

6.4.1.   Malaria bei Schwangeren

Schwangere haben häufig einen komplizierten Krankheitsverlauf. Bei ihnen kann es zu lebensbedrohlichen Anämien kommen. Malaria bei Schwangeren führt zu verringertem Geburtsgewicht der Kinder und einer Gefahr der Früh- und Fehlgeburt. Eine transplazentare Übertragung der Malaria ist möglich, aber selten (Diesfeld et al 2003: S 75).

Rugemalila et al (2006) schreiben, dass man derzeit schätzt, dass nur 60% aller schwangeren Frauen in Sub-Sahara Afrika eine Möglichkeit der so dringend benötigten Chemoprophylaxen oder insektizidbehandelten Netze haben.

6.4.2.   Malaria bei Kindern

Malaria bei Kindern geht häufig einher mit Husten, Gastroenteritis und febrilen Konvulsionen. Kinder mit M. tertiana haben häufig febrile Kachexie. Bei M. quartana kann ein nephrotisches Syndrom auftreten (Diesfeld et al 2003: S 75).

Alle 40 Sekunden stirbt ein Kind an Malaria, was ein täglicher Verlust von 2000 jungen Leben bedeutet. Kinder, die eine schwere Malaria überleben, können schweren bleibenden Hirnschaden erleiden und kognitiv beeinträchtigt sein (Rugemalila et al 2006).

16

7. Malaria und die Menschheitsgeschichte

Stefan Winkle erforscht in seinem Buch „Geisseln der Menschheit" (2005: S 707ff) die geschichtlichen Hintergründe der Malaria, die Wege, wie früher mit ihr umgegangen wurde und welche Möglichkeiten die Menschen im Laufe der Geschichte fanden, um sie zu vermeiden und zu behandeln.

7.1. Altertum

Schon in der Antike kannte man drei Arten von Wechselfieber: Tertiana, Quartana und Quotidiana (Tropica). Die lateinischen Namen Tertiana (griechisch „tritaios") und Quartana (griechisch „tetartaios") kommen von der antiken Zählweise, bei der auch der erste Fiebertag mitgerechnet wurde.

Unter der uralten Plage der Malaria hatten bereits die ersten Kulturvölker in den großen Stromtälern des Nils, Euphrats und Tigris, des Indus und des Ganges viel zu leiden.

Tatsächlich konnte der Pathologe Ruffer bei einigen älteren Mumien, denen die Paraschisten (Mumienmacher) die Eingeweide nicht entfernt hatten, große Milzen finden, die auf Malaria hindeuten.

Unter den Mitteln, welche die Ägypter angewandt haben, um sich vor Mücken zu schützen, hat wohl die **Anrufung der Götter und Dämonen** und das Tragen von **Amuletten** die wichtigste Rolle gespielt.

Doch die Ägypter verfügten auch über natürliche Abwehrmaßnahmen, wie zum Beispiel das **Mückennetz**. Dennoch war die Verbindung zwischen Stechmücke und Wechselfieber unbekannt. Eine entsprechende Stelle aus Herodot lautet:

„Gegen die Menge der Mücken schützen sich die Ägypter auf folgende Weise: Ein jeder Mann hat ein Netz, womit er tagsüber fischt; des Nachts aber zieht er dasselbe um sein Ruhelager und schläft darunter. Wenn aber jemand in seinen Kleidern oder unter einer Leinendecke schläft, so stechen ihn die Mücken durch dieselben, aber durch die Netze versuchen sie es nicht einmal."

Auch im Alten Testament wird das Mückennetz erwähnt. So erfahren wir aus dem apokryphen Buch Judith, das zur Zeit der Makkabäer im 2. Jahrhundert v. Chr. entstanden sein dürfte, dass der assyrische Feldherr Holofernes betrunken unter einem Mückennetz lag, als er enthauptet wurde. Judith riss daraufhin das Mückennetz von der Bettsäule (13,9) und brachte es Jahwe als Weihgeschenk dar (Judith 16,20).

Bereits eine babylonische Tontafel, die über 3000 Jahre alt ist, trägt in Keilschriftzeichen das Wort „Fieberfliege". Dafür, dass es einen Zusammenhang zwischen den massenhaften Fiebererkrankungen und den Stechmücken gab, spricht auch, dass man in Babylon und Kanaan je einen mückengestaltigen Krankheitsdämon zu beschwichtigen versuchte.

168 v. Chr. wurde bereits das erste heilpflanzliche Mittel in China entdeckt: Arteminisin (Rögelein 2001: S 842ff).

7.2. Griechische Antike

Auch in Griechenland hat man die Malaria seit alters gekannt.

Der große Ärzte-Philosoph Empedokles versuchte im 6. Jahrhundert, die sizilianische Stadt Selinunt durch eine bestimmte Maßnahme von einem alljährlich auftretenden Sumpffieber zu erlösen. Er leitete hierbei das reine Süßwasser zweier Bergbäche durch einen stagnierenden, fauligen Brackwassersumpf und versuchte, die tödlichen Miasmen durch Anzünden großer Feuer unschädlich zu machen.

Schon den hippokratischen Ärzten ist der eherne Rhythmus der Fieberanfälle aufgefallen, die man auf die Stunde genau voraussagen konnte.
Sie erkannten auch die kausale Beziehung zwischen Klima und Krankheit:

> *„Wenn der Winter trocken und reich an Nordwind, der Frühling aber reich an Regen und Südwind ist, dann muss der Sommer viel Fieber… mit sich bringen."*

Als Prototyp einer miasmatischen Krankheit galt das Sumpffieber bei den Griechen nicht als kontagiös. Schon Aristoteles betonte, dass man sich Malaria nicht durch Verkehr mit Fieberkranken zuzöge.

Von den verschiedenen Malariaformen war damals die Quotidiana gefürchtet, die mit ihrem unregelmäßigen, oft täglich auftretenden Fieber, mit ihren längeren Anfällen und kurzen Pausen in vielen Fällen der M. tropica entsprechen dürfte. **Gegen diese Malariaform gab es in der Antike kein Mittel.** Selbst der Weltherrscher Alexander der Große fiel ihr 323 v. Chr. nach zwölftägigem Leiden im Alter von 33 Jahren zum Opfer.

7.3. Römisches Reich

Der Rhythmus der in ganz Italien vorkommenden Malaria tertiana und quartana war schon so bekannt, dass Plautus (um 254-184 v. Chr.) in einer Komödie die Frage aufwerfen ließ: „Bist du gestern fieberfrei gewesen oder vor drei Tagen?"

„Das Fieber soll ihn holen!" war der schlimmste Fluch, den ein Römer ausstoßen konnte. Im Lateinischen lautete dieser Spruch der alten Römer: „Quartana te teneat!"

Die reichen Römer ließen vor ihren Fenstern **Netze** anbringen oder sie hingen **Gazeschleier** davor. Auch scheinen im alten Rom Moskitonetze, mit denen man das Bett zur Nachtzeit umspannte, unter der Bezeichnung **„Canopeum"** weitverbreitet gewesen zu sein.

Im 4. Jahrhundert hatte die Malaria entscheidenden Einfluss für den Untergang der Goten und Vandalen.

7.4. Mittelalter

Ein arabischer Poet aus dem 10. Jahrhundert, Al Mutanabbi, der den Nahen Osten zwischen Bagdad und Kairo durchstreifte, hat aus eigener Erfahrung in einem erschütternden Gedicht die periodisch wiederkehrenden Fieberanfälle der Malaria als die nächtlichen Besuche einer heimlichen Geliebten geschildert. Hier der Anfang des Gedichts:

> *„Es ist, als schämte sich meine Besucherin,*
> *denn sie besucht mich nur bei Dunkelheit.*
> *Ich habe für sie alles vorbereitet,*
> *das Bett, die Kissen und was sonst noch*
> *zu ihrer Behaglichkeit dienen könnte.*
> *Aber sie verzichtet darauf und übernachtet in einem Knochen.*

Die Haut wird zu eng für uns beide,

so dass kein Platz für sie und für mich darinnen ist.

Dann quält sie mich mit verschiedenen Leiden.

Wenn sie mich verlässt, fühle ich mich

Wie nach einer Waschung, um eine Sünde los zu sein.

Ich erwarte die Zeit ihrer Rückkehr

Ohne Sehnsucht, doch gespannt wie jemand,

der des Grauen harrt, dem er nicht zu entrinnen vermag.

Sie hält ihr Wort, sie kommt pünktlich.

Aber ihre Treue ist ein böses Omen,

zumal ihr Wortbruch keinen Schaden verursachen würde…"

Petrus Damiani, ein Bischof, nahm 1058 einen Posten nicht an, wegen der Fieberseuchen.

„Das römische Fieber", schrieb er, *„maß sich ein unverjährbares Recht auf den Körper des Menschen an. Wen es einmal befallen hat, den verlässt es nicht mehr, solange er lebt. "*

Das Schicksal, dass bei den „Italienfeldzügen" mehr als einmal deutsche Kaiser oder ihre Ratgeber an Malaria starben, traf unter anderen Otto 2., Heinrich 3. Heinrich 4., Heinrich 7. und Barbarossas Kanzler.

Auch wurden deutsche Ritterheere durch Malariaepidemien vor Rom völlig aufgerieben oder jedenfalls so sehr geschwächt, dass sie nicht mehr kampffähig waren.

Über Barbarossas Niederlage schrieb Gottfried von Viterbo:

„…Fürchterlich tobte die Wut der männermordenden Seuche

Und zerschmettert erlag ihr das gewaltige Heer…

Überall fehlt´s an Arnei´n, es fehlen die helfenden Ärzte

Und kein labender Trunk lindert des Sterbenden Qual…"

„Regenreicher Frühling, fieberreicher Sommer", sagte man 1167 in Italien.

Nach Ibn Battuta gab es in China viele Schriften, in denen entsprechende **Diäten und Arzneien** gegen die im Süden auftretenden Krankheiten empfehlen wurden, doch der Erfolg schien gering zu sein.

Auch der große deutsche Renaissancemaler Albrecht Dürer (1471-1528) scheint ein Opfer der Malaria geworden zu sein.
Die idyllischen Grachten der niederländischen Städte und die langsam fließenden Kanäle der stimmungsvollen Polderlandschaft, die er in seinem „Skizzenbuch" festhielt, waren Brutstätten der Malariamücken.
Dürer war seitdem nie wieder völlig gesund. Das Wechselfieber scheint ihn besonders durch die damit verbundene Milzschwellung geplagt zu haben.

Acht Jahre vor Dürer ist Raffaelo Santi, ein anderer großer Maler, im Alter von 37 Jahren an einem akuten Malariaanfall gestorben.

Leonardo Da Vinci (1452-1519) hat unbewusst einen geradezu gigantischen Kampf gegen die Malaria in Angriff genommen, als er als Hydrauliker Pläne für die **wassertechnische Regulierung** des Arno und die **Entsumpfung** des Chianatals sowie zur Trockenlegung der Pontinischen Sümpfe entwarf.

7.5. Frühe Neuzeit

Zwischen 1531 und 1533 eroberte Pizarro mit einer Handvoll spanischer Söldner das Reich der Inkas in Peru. Etwa 100 Jahre später lernten die Spanier dort das **Chinin** kennen.
Unter den Spaniern entstand damals die Legende, die Eingeborenen hätten seit jeher ein Heilmittel gegen das Wechselfieber gekannt: ein **Aufguss aus der Rinde einer Baumart**, die an der Grenze zwischen dem heutigen Peru und Ecuador wuchs.
Nach einer anderen Legende trank ein im peruanischen Urwald auf sich allein gestellter spanischer Soldat im Fieberdurst aus einer Wasserlache, in der Holzrinden einen sehr bitteren Geschmack erzeugt hatten – er genas.
Allgemein bekannt wurde das Heilmittel erst ab 1628, als es angeblich die Frau des Vizekönigs von Peru vom Fieber befreite. Nach ihr hieß das Heilmittel auch eine Zeitlang „Gräfinnenpulver".
Die Bezeichnung Chinin jedoch stammt von dem Indianerwort „Kina" oder „Quina", was soviel wie Baumrinde bedeutet.

Man glaubt heute, dass die Anti-Malaria-Wirkung der Chinarinde in Peru von den Jesuiten erkannt wurde.

Bei der Verbreitung des Mittels in Europa nannte man es bald „Jesuitenrinde" oder „Jesuitenpulver".

In Deutschland wurde die Chinarinde vorerst leidenschaftlich abgelehnt.

Doch bei einer schweren Malariaepidemie in Rom konnte nur durch Anwendung der Chinarinde das Schlimmste verhütet werden.

Lancisi, der Leibarzt zweier Päpste und Forscher, war der Erste, der vermutete, dass die Erkrankung mit einer Substanz zu tun hat, die durch die Sumpfmücken in die Blutgefäße eindringen.

In Bezug auf die Malariaprophylaxe wies Lancisi darauf hin, dass **Vorbeugung wichtiger sei als heilende ärztliche Tätigkeit**.

Auch Napoleon Bonaparte litt selbst an „mantuanischem Fieber", wie die Malaria genannt wurde.

"Spleen" nannten die Engländer seit Mitte des 18. Jahrhunderts eine psychophysische Krankheit, die Heimkehrer aus den Kolonien mitbrachten. Die Betroffenen hatten eine auffällig vergrößerte Milz (engl. spleen) und litten unter eigentümlichen Verstimmungszuständen. Das importierte Krankheitsbild wurde als Weltschmerz mit Vorahnungen des baldigen Niedergangs, als Bedrückung ob der Sinnlosigkeit des Lebens und als schwermütige Grundstimmung angesichts begrenzter eigener Möglichkeiten künstlerisch-sensibel interpretiert. Schriftsteller wie Charles Baudelaires (Le Spleen de Paris) und Oscar Wilde trugen zur Kultivierung dieses bedrückenden Lebensgefühls bei.

Hinter dem "Spleen" verbarg sich die Malaria – eine der größten Bedrohungen für die Gesundheit der Menschen (Becker-Brandenburg/Schirmer 1999).

Bis zum Beginn des 19. Jahrhunderts waren fast alle Gebiete der Erde innerhalb des 60. Breitengrades mit Malaria verseucht (Krüger/Sanchez 1955: S 69).

7.6. Das 19. Jahrhundert

Hufeland erklärte 1836 in Bezug auf die Malaria: *„Das souveräne und das einzige Mittel beim Wechselfieber, am meisten bei dem bösartigen Wechselfieber, ist das **Opium**!"*

Auch an der Nordseeküste wurde bei Malariaanfällen **Arsenik und Opium** benutzt, nicht zuletzt deshalb, weil das Chinin zu teuer war.

Der Afrikaforscher Georg Schweinfurth (1836-1925) schrieb, er selbst habe sich gegen die schädlichen Einflüsse eines fortgesetzten Aufenthaltes in ungesunden Flussniederungen durch den **prophylaktischen täglichen Gebrauch von Chinin** gesund erhalten, obgleich er bei seiner Beschäftigung, botanisierend in Sümpfen und die Papyrushorste beständig durchwatend, den Fieberursachen mehr ausgesetzt gewesen sei als manch andere.

Der Entdeckungsreisende H. Stanley (1841-1904) schrieb:

„Drei Fieberanfälle brachten mich um 7 Pfund Gewicht. Aber ich chininisierte mich durch und durch von der Frühdämmerung bis zum Sonnenuntergang und am fünften Tage trat ich hinaus, bleich, schwach, zitternd, mit gelbsüchtigen Augen, klopfendem Herzen und klingenden Ohren - das ist wahr - aber das Fieber war überwunden."

Emin Pascha erzählte ihm 1888, dass er zum Schutz immer ein **Moskitonetz** dabei habe, worüber Stanley nur ein stilles Lächeln übrig hatte.

1880 stellte Laveran, ein französischer Militärarzt fest, dass diese Parasiten während der Chininmedikation aus dem Blut verschwinden. Das Chinin war also ein Plasmodiengift und damit ein kausales Heilmittel.

7.7. Neuzeit

Erst zu Beginn des 20. Jahrhunderts kam es durch veränderte Landnutzung und geänderte Siedlungsstruktur zum spontanen Verschwinden der Malaria in Kanada und Nordeuropa (Krüger/Sanchez 1955: S 69).
Auch in Deutschland kannte man Malaria noch vor dem 1. Weltkrieg. Durch den Sklavenhandel gelangte sie nach Amerika. Die USA galten erst seit den 50er Jahren als

malariafrei. Australien beispielsweise wurde 1981 für malariafrei erklärt (Rögelein 2001: S 842ff).

Österreich gilt laut dem Reiseveranstalter Eberhardt (2008) ebenfalls als malariafrei.

8.Fazit

Sehr faszinierend fand ich die vielen historischen Quellen, die beweisen, dass die Menschen dieses Krankheitsbild schon lange kannten und auch Möglichkeiten wussten, mit diesen Symptomen umzugehen. Interessanterweise haben sich einige Maßnahmen, wie beispielsweise das Mückennetz der alten Ägypter bis heute durchgesetzt.

Die ältesten Literaturquellen kommen aus dem Jahr 1995, wobei ich hier darauf geachtet habe, nur allgemeine Informationen herauszunehmen. Im Großteil habe ich die aktuellsten Studien herausgesucht, damit es zu einer möglichst genauen Beschreibung des jetzigen Standes in der Malariaforschung kommt.

Ich bin selbst noch nie an einer Malaria erkrankt und habe auch noch nie persönlich einen Malariaerkrankten gepflegt. Durch das Forschen und Schreiben an dieser Fachbereichsarbeit habe ich jedoch das Gefühl, einen guten Überblick zu haben und zu wissen, was bei einem Erkrankungsfall zu tun ist. Dasselbe hoffe ich für all jene, die diese Arbeit gelesen haben.

Während der umfangreichen Beschäftigung mit dem Thema der Malaria stellte sich mir eine Frage: Gibt es auch für mich Möglichkeiten, um beim Kampf gegen die Malaria mitzuwirken? Oder ist es sowieso sinnlos, da die WHO ja schon jahrelang versucht, diese Erkrankung einzudämmen? Da stieß ich auf die Homepage „**Nothing But Nets**" (2009). Diese Homepage dient genau dem Zweck, allen Menschen zu ermöglichen, am Kampf gegen die Malaria mitzuwirken. Für nur 10 US-Dollar, das sind derzeit nicht einmal 8 Euro, die gespendet werden, kauft die UN-Foundation mit ihren Partnern ein insektizidbehandeltes Moskitonetz, das dann genau an den Ort geschickt wird, wo es dringend benötigt wird: nach Afrika. Meine Frage wurde beantwortet, denn ich kann auch ein Teil in dieser großen Armee gegen die Malaria sein. Das Motto dieser Homepage ist: „*Together we make a difference.*" Das heißt auf Deutsch: „Zusammen machen wir einen Unterschied." Aus diesem Grund möchte ich jeden Leser dieser Fachbereichsarbeit dazu auffordern, sich zu überlegen, ob er nicht für 8 Euro einer Familie in Afrika das Geschenk machen möchte, für die Wirkdauer von vier Jahren das Risiko einer Malariaerkrankung um 90% zu reduzieren.

„Send a net. Save a life."

9.Literaturverzeichnis und weiterführende Literatur

Amt der Vorarlberger Landesregierung (2008): Gemeldete Malariafälle von 2003-2007. Sanitätsabteilung.

APONTE, John (18.10.2007): Auf dem Weg zur Malariaimpfung. http://www.wissenschaft.de/wissenschaft/news/284693.html

BECKER-BRANDENBURG, Katja / SCHIRMER R. Heiner(1999): Malaria – mit neuen Methoden gegen eine alte Geißel der Menschheit. Forschungsmagazin Ruperto Carola, 2. Ausgabe.

http://www.uniheidelberg.de/uni/presse/ruca99_2/malaria.htm. PubMedCentral.

BEHRENS, Ron H. (2007): The low and declining risk of malaria in travellers to Latin America: is there still an indication for chemoprophylaxis? PubMedCentral. Published online 2007 August 23.

BHATTARAI, Achuyt et al (2007): Impact of Artemisin-based combination therapy and Insecticide-Treated Nets on Malaria Burden in Zanzibar. PubMedCentral. Published online 2007 November 6.

BRAUN, Rüdiger W. et al (2005): Reise – und Tropenmedizin, Kursbuch für Weiterbildung, Praxis und Beratung. Schattauer Verlag, Stuttgart.

BUCHHOLZ K. et al (2008): Interactions of methylene blue with human disulfide reductases and their orthologues from Plasmodium falciparum

Bundesministerium für Gesundheit, Familie und Jugend / BMGFJ (10.12.2008): Jahresausweise über angezeigte übertragbare Krankheiten ab 2000: Malaria. http://www.bmgfj.gv.at/cms/site/standard.html?channel=CH0745&doc=CMS1038921 188383

EBERHARDT Reiseveranstalter (30.11.2008): Österreich – Klima und Wetter.

http://www.eberhardt-travel.de/laenderinformationen/detail/id/4/gew_zgb/at/kont/5/gew_land/%C3%96sterr eich

EDDLESTON, Michael et al (2006): Oxford Handbook of Tropical Medicine. Second Edition, Oxford University Press, New York.

EL BELAZI, G. und KLEIN J. P. (2005): Malaria in Österreich im Jahr 2004. http://www.bmgfj.gv.at/cms/site/attachments/7/7/3/CH0742/CMS1038915345205/mal aria_2004_-_auswertung.pdf

Deutsche Gesellschaft für Tropenmedizin und internationale Gesundheit (2005): Diagnose und Therapie der Malaria, Leitlinien der DTG.

http://leitlinien.net/042-001.htm

DIESFELD, Hans Jochen et al. (2003): Praktische Tropen- und Reisemedizin. 2. Auflage, Georg Thieme Verlag, Stuttgart.

DORNBLÜTH, Otto (2004): Pschyrembel, klinisches Wörterbuch. 260. Auflage, Walter de Gruyter, Berlin.

DÖRING, Hartmut (1998): Ärztlicher Ratgeber für den Aufenthalt in den Tropen. 3. Auflage, Dietrich Reimer Verlag, Berlin.

GERLACH, Ulrich et al (2000): Innere Medizin für Pflegeberufe. 6. Auflage, Georg Thieme Verlag, Stuttgart.

HENSCHEL, Uta (1995): Manuel Elkin Patarroyo – Der Mann, der die Malaria besiegt. In GEOWissen, Nachdruck 22/95, Gruner + Jahr AG & Co Druck- und Verlagshaus, Hamburg.

HOEHL, Mechthild / KULLICK, Petra (2008): Gesundheits- und Kinderkrankenpflege. 3. Auflage, Georg Thieme Verlag, Stuttgart.

HORSTMANN, Rolf (23.11.2008): Pathophysiologie der Malaria. Bernhard-Nocht-Institut für Tropenmedizin, Hamburg

http://www.auswaertiges-amt.de/diplo/de/Laenderinformationen/01-Laender/Gesundheitsdienst/Symposien/XIII/Horstmann.pdf

Infektionsschutz (15.05.2009): Meldepflichtige Krankheiten in Österreich.

http://www.infektionsnetz.at/TextExtMeldepflicht.phtml

INNOVATIONSREPORT, Forum für Wissenschaft, Industrie und Wirtschaft (18.10.2006): Erster Impfstoff gegen Malaria in Sicht.

http://www.innovations-report.de/html/berichte/studien/bericht-72265.html

Institut für Mediz. Information unter Mitarbeit der Infektiologie Freiburg (2005): Expositionsprophylaxe - Insektenstiche vermeiden ist oberstes Gebot.

http://www.if-freiburg.de/reisemedizin/Malaria/Malaria-Vorbeugung/Expositionsprophylaxe.pdf

KRÜGER, Norbert / SANCHEZ, Enrique (1995): Tropenkrankheiten: Diagnostik, Therapie, Prävention. Wissenschaftliche Buchgesellschaft, Darmstadt.

LANG, Werner / LÖSCHER, Thomas (2000): Tropenmedizin in Klinik und Praxis. 3. Auflage, Georg Thieme Verlage, Stuttgart.

MEDKNOWLEDGE – Forum für Fachkreise (17.Oktober 2007): Malaria-Impfung: Impfstoff RTS,S/AS02D schützt zwei von drei Säuglingen.

http://www.medknowledge.de/abstract/med/med2007/10-2007-38-malaria-da.htm

MedUni Wien (12.02.2009): Neue Studie: Therapie-Resistenz gefährdet Malaria-Bekämpfung.

http://www.meduniwien.ac.at/homepage_relaunch/news-und-topstories/?tx_ttnews%5Btt_news%5D=511&cHash=1fe370b424

MENCHE, Nicole (2004): Fieberphasen und Pflege bei Fieber. Pflege Heute, 3. Auflage, Urban & Fischer, München.

Nothing But Nets (2009): Send a net. Save a life.

http://www.nothingbutnets.net/

RÖGELEIN, Jochen (2001): Malaria – eine Weltkrankheit. Die Schwester / der Pfleger, Cd-Ausgabe 10/01.

RUGEMALILA, B Joas et al (2006): Sixth Africa malaria day in 2006: how far have we come after the Abuja Declaration? PubMedCentral, published online 2006 November 7.

TANNER, M. / ALONSO, P. (1995): The development of malaria vaccines: SPf66 – what next? Swiss Tropical Institute, Department of Public Health and Epidemiology, Basel. Published online in PubMed 1996 Jul 9.

Tropen- und Reisemedizinische Beratung Freiburg (2004): Medizinische News: Malaria-Todesfall in München.

http://www.malariavorbeugung.de/news/0403_malaria-todesfall.htm

WERNER, David (2001): Wo es keinen Arzt gibt. Medizinisches Gesundheitshandbuch zur Hilfe und Selbsthilfe auf Reisen. 9. Auflage, Der Reise Know-How Verlag Peter Rump GmbH, Bielefeld.

WINKLE, Stefan (2005): Geisseln der Menschheit – Kulturgeschichte der Seuchen. 3. Auflage, Artemis & Winkler Verlag, Düsseldorf. S. 707-781

ZIMMERMANN, Melanie Iris (verfasst am 31.10.2007): Malaria: Was ist Malaria?

http://www.netdoktor.de/Krankheiten/Malaria/

Mehr zu diesem Thema finden Sie in: „Malaria die Königin der Tropenkrankheiten. Prophylaxe- und Therapiemöglichkeiten"

ISBN: 978-3-640-38430-3

http://www.grin.com/de/e-book/v132411/

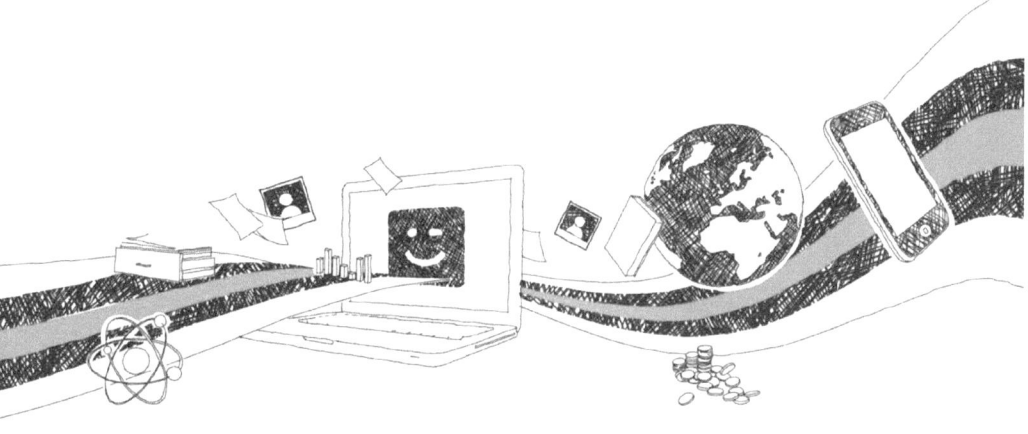
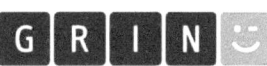